HAYFA BERGAOUI
IMEN GHADHAB
YESSINE BELHAJ

MISOPROSTOL NA MATURAÇÃO DO COLO DO ÚTERO

HAYFA BERGAOUI
IMEN GHADHAB
YESSINE BELHAJ

MISOPROSTOL NA MATURAÇÃO DO COLO DO ÚTERO

ScienciaScripts

Imprint

Cover image: www.ingimage.com

This book is a translation from the original published under ISBN 978-620-6-72373-8.

Publisher:
Sciencia Scripts
is a trademark of
Dodo Books Indian Ocean Ltd. and OmniScriptum S.R.L publishing group

120 High Road, East Finchley, London, N2 9ED, United Kingdom
Str. Armeneasca 28/1, office 1, Chisinau MD-2012, Republic of Moldova, Europe
Printed at: see last page
ISBN: 978-620-8-22972-6

Conteúdo

1 Introdução

A rotura prematura das membranas (RPM) é uma condição obstétrica comum, que afecta 8-10% das gravidezes de termo [1].
Vários autores demonstraram um aumento da morbilidade materna e neonatal com uma atitude de esperar para ver, associada a um aumento significativo da incidência de corioamniotite e sépsis neonatal com o prolongamento do tempo entre a rotura das membranas e o parto [1-5]. Enquanto o tratamento ativo da rutura prematura das membranas foi associado a um tempo de parto significativamente mais curto, a um menor risco de infecções pós-natais e à satisfação das parturientes, que preferiram muito mais o tratamento ativo [1-8]. No entanto, quando as condições locais são desfavoráveis, uma atitude ativa está associada a uma elevada taxa de cesariana por falha no parto [1].
Entre os métodos utilizados para o amadurecimento do colo do útero, as prostaglandinas desempenham um papel fundamental e a dinoprostona é a molécula de referência. No entanto, é dispendiosa e requer condições especiais de armazenamento. O misoprostol é uma prostaglandina E1 inicialmente utilizada como agente anti-úlcera, que tem a vantagem de ser menos dispendiosa do que a dinoprostona, não requer condições especiais de armazenamento e é igualmente eficaz no amadurecimento cervical [1- 6].
Embora a eficácia do misoprostol no amadurecimento cervical já não esteja em dúvida, a determinação do protocolo, da dose e da via de administração mais seguros continua a ser objeto de controvérsia, especialmente nos casos de RPM.
De facto, para o "American College of Obstetric and Gynecology" e para a maioria das sociedades científicas, o protocolo recomendado consiste em: uma dose de 25mcg / 4-6 h por via vaginal ou 20mcg / 2h de uma solução oral com _______ *Φaде*

um máximo de 6 doses. Com este protocolo, as taxas de hiperestimulação uterina e taquissistolia seriam equivalentes às da dinoprostona vaginal [8].
Na procura do melhor protocolo de misoprostol adaptado às nossas condições de prática, que ofereça eficácia, baixo custo e segurança, realizámos este estudo prospetivo e aleatório com o objetivo de comparar a eficácia e a segurança de 20 mcg/2h de misoprostol oral com 50 mcg/6h de misoprostol vaginal na maturação do colo uterino em casos de rutura prematura das membranas a termo.

2 Materiais e métodos

I. Tipo de estudo

Trata-se de um ensaio clínico prospetivo e aleatório realizado no centro de maternidade e neonatologia do Hospital Universitário de Monastir durante um período de 1 ano (janeiro-dezembro de 2017).

II. População do estudo

1. Critérios de inclusão

- Gravidez de termo precisa (>36 semanas de amenorreia).
- RPM confirmada (>12 horas).
- Uma gravidez única e progressiva.
- Fretus eutrófico no cume.
- Pontuação de Bishop < 6.
- Temperatura < 37,8°C.
- Líquido amniótico claro na admissão.
- Aceitação obstétrica e médica do parto vaginal.

2. Critérios de exclusão

- Idade gestacional (< 36 semanas de amenorreia).
- Apresentação não cefálica.
- Útero cicatrizado.
- Multipartido > a 4.
- Placenta prévia.
- Anomalias no ERCF.
- Peso à vontade estimado por exame clínico e/ou ecografia > 4 kg.
- Gravidez múltipla.
- Qualquer situação obstétrica ou médica que exija a extração de carga de emergência.

3. Repartição dos dois grupos

- A aleatorização foi efectuada por computador, resultando numa tabela de dois grupos, que é fornecida aos médicos e às parteiras responsáveis pelo acolhimento das parturientes, sob a coordenação do médico investigador.
- O primeiro grupo era constituído por parturientes que tinham recebido misoprostol oral e o segundo grupo era constituído por parturientes que tinham recebido misoprostol vaginal.

III. Descrição do protocolo

1. Moléculas

Misoprostol Cytotec®: são comprimidos secos contendo 200 mcg de prostaglandina E1, utilizados na prevenção e no tratamento da úlcera péptica. [femefeme]Este produto não tem autorização de introdução no mercado para utilização em ginecologia-obstetrícia, mas a sua segurança foi comprovada em vários ensaios clínicos, principalmente em casos de interrupção médica da gravidez nos 2 e 3 trimestres, em casos de nados-mortos in utero e em casos de hemorragia de parto. Pode ser administrado por via oral, vaginal, sublingual ou rectal.

A profilaxia antibiótica é utilizada sistematicamente no nosso serviço quando a rutura prematura das membranas ultrapassa as 12 horas, na ausência de trabalho de parto, e baseia-se na associação de amoxicilina e ácido clavulínico Augmentin® (na dose de 1 g x 3/dia por via intravenosa) ou Dalacine® (1 ampola x 2/dia por via intravenosa) em caso de alergia aos antibióticos beta-lactâmicos.

2. Farmacologia

2.1 Estrutura química

O misoprostol (15-deoxi-16-hidroxi-metil PGE1) é um análogo da PGE1. A sua forma galénica é um comprimido seco de 200 microgramas.

2.2 Farmacodinâmica e farmacocinética

> **Via oral :**

O misoprostol é rápida e completamente absorvido por via oral. O seu pico sérico é atingido após 30 minutos e a sua semi-vida é de 1 hora e 30 minutos.

Gemzell-Danielsson e Aronsson demonstraram em 1999 [30] que esta via permitia o aparecimento de contracções uterinas 8 minutos após a administração da molécula. Estas contracções aumentaram rapidamente de intensidade, estabilizaram uma hora mais tarde e diminuíram após 2 horas, o que indica doses repetidas.

> **Via vaginal :**

Em um estudo realizado em 1997 [67], Zieman mostrou que, ao contrário da via oral, a absorção do misoprostol pela via vaginal é menos rápida, incompleta e variável. Isto é provavelmente secundário à variação do PH vaginal, o seu pico sérico é atingido após 70 a 80 minutos, enquanto a sua meia-vida é muito mais longa, atingindo 4 horas. As concentrações aparecem pelo menos 21 minutos após a administração, mas são mais intensas e persistem durante cerca de 4 horas.

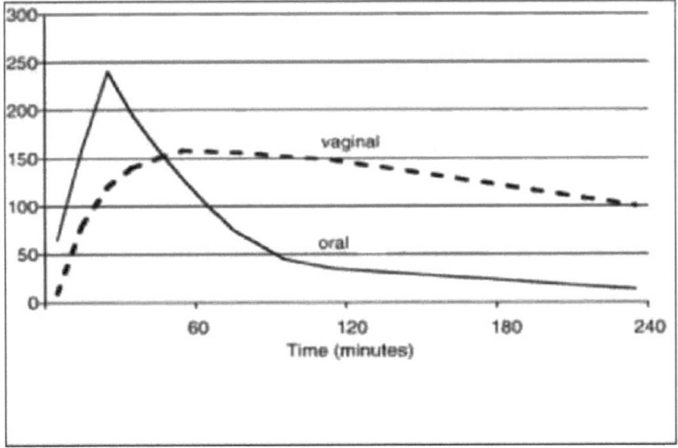

Figura 1: Evolução da concentração plasmática média de Misoprostol após administração oral e vaginal [30].

3. Vantagens da via oral :

A dosagem oral é mais precisa do que a vaginal: os comprimidos de misoprostol disponíveis são doseados a 200mcg, pelo que é difícil obter exatamente 25 ou 50mcg, ao passo que a dosagem de 20cc de uma solução é muito simples e parece ser mais

precisa.
O pH vaginal já não é um fator, pelo que a variabilidade inter-individual é reduzida e a eficácia é mantida mesmo na presença de hemorragia e de corrimento líquido.

4. Pormenores práticos :

- Na admissão, foi efectuado um registo de 30 minutos da frequência cardíaca fetal (FCF) com tocografia externa para assegurar o bem-estar fetal e a ausência de contracções uterinas (Figura 1).
- Um exame vaginal inicial para avaliar a pontuação inicial de Bishop. As parturientes foram então selecionadas aleatoriamente para o grupo do Misoprostol:

No grupo do misoprostol vaginal :

- As parturientes receberam 1/4 de comprimido de Cytotec®, ou seja, 50 mcg, colocado na bolsa vaginal posterior, respeitando as regras de assepsia.
- Uma hora mais tarde, é efectuada uma monitorização contínua das contracções uterinas e é feito um registo da FCF durante pelo menos 30 minutos.
- Na ausência de início do trabalho de parto (menos de 4 contracções uterinas por hora) ou de melhoria da pontuação de Bishop, a dose foi repetida de seis em seis horas, sem exceder três vezes.

No grupo do misoprostol oral :

- Dissolve-se 1/2 comprimido de cytotec (100mcg) em 100 cc de água da torneira e agita-se a solução. 20 cc desta solução são administrados por via oral.
- Uma hora mais tarde, procedeu-se à monitorização contínua das contracções uterinas e ao registo da FCF durante pelo menos 30 minutos.
- Após 2 horas, foi administrada outra dose de misoprostol (sem exceder um máximo de 6 doses) se não houvesse início do trabalho de parto (menos de 4 contracções uterinas por hora) ou melhoria da pontuação de Bishop.

Em ambos os grupos, foi aplicado um penso esterilizado e a monitorização continuou no período pré-natal, com toques vaginais limitados, cuja frequência foi deixada ao critério da equipa obstétrica. As temperaturas foram monitorizadas de quatro em quatro horas.
Havia quatro eventos possíveis:

1. A paciente entra em trabalho de parto com pelo menos três contracções uterinas a cada 10 minutos.
2. As condições locais melhoraram com um score de Bishop > 6. Nestas doentes, o trabalho de parto foi gerido com Syntocinon® numa dose inicial de 2,5mUI/mn, aumentando eventualmente a dose em incrementos de 2,5rnUl a cada 20 minutos até se conseguir um bom regime contrátil (4-5 contracções uterinas/10 min).
3. Ocorreu uma complicação obstétrica ou febre: o parto foi gerido com Syntocinon® ou foi efectuada uma cesariana, dependendo do grau de urgência obstétrica.
4. Após 6 doses de misoprostol oral, se nenhuma das três situações acima for observada, o parto é então induzido com Syntocinon® de acordo com o mesmo protocolo descrito em 2, independentemente das condições locais.

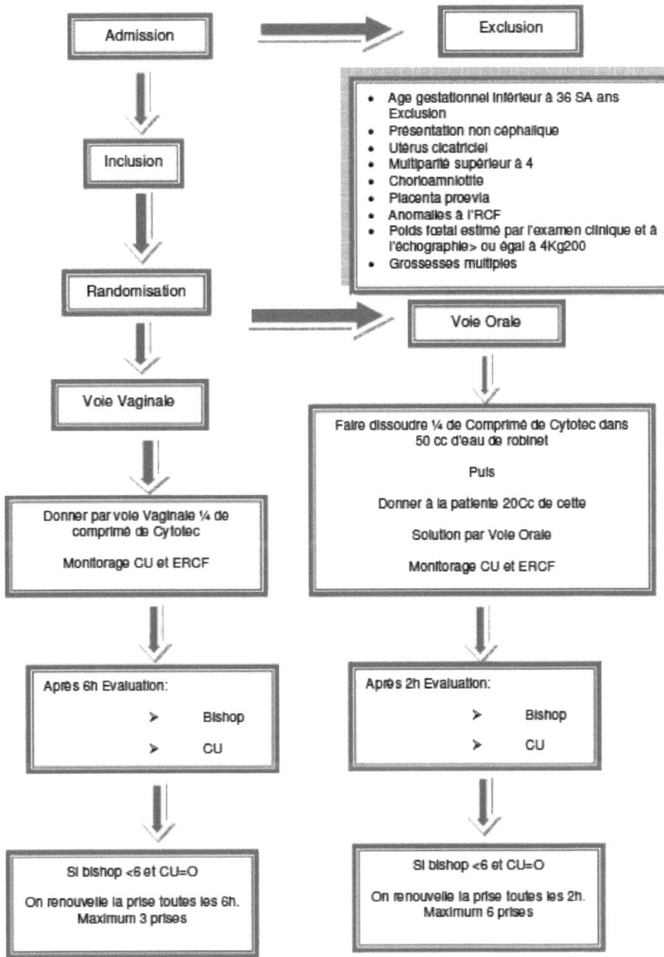

Figura 2: Esquema geral do estudo

IV. Critérios de avaliação

> **O resultado primário** foi a taxa de partos vaginais dentro de 12 e 24 horas: definido como o número de parturientes que tiveram um parto vaginal dentro de 12 e 24 horas após a primeira dose de misoprostol.

> **Os desfechos secundários** foram a taxa de maturação bem-sucedida (definida como a taxa de entrada espontânea em trabalho de parto após a maturação), a taxa de cesárea, a taxa de taquissistolia (definida como a ocorrência de mais de seis contrações uterinas por dez minutos), hipertonia (definida como a ocorrência de contracções uterinas durante um período de 20 minutos sucessivos) e a taxa de hiperestimulação uterina (definida como a combinação das duas), e o mau prognóstico no caso de anomalias da ERCF, efeitos adversos, morbilidade materna e neonatal e custo da maturação.

Definimos corioamniotite como a ocorrência de febre superior a 37,8°C, controlada em duas ocasiões, na ausência de qualquer outro foco clinicamente detetável e associada a um dos seguintes sinais:

> Atonia uterina.

> Líquido amniótico fétido.

> Taquicardia frequente.

V. Ferramentas estatísticas

Os dados foram registados e analisados estatisticamente com recurso ao software SPSS, versão 17.0.

As diferenças foram consideradas significativas quando o valor de $P<0,05$. Foi utilizado o teste t de Student para as variáveis quantitativas e o teste do qui-quadrado para as variáveis qualitativas.

VI. Ética

Trata-se de um ensaio terapêutico prospetivo. Foi obtido o consentimento oral dos doentes e foram dadas explicações claras aquando da admissão.

Foi obtido o acordo do comité de ética médica local.

VII. Aspectos financeiros

Não recebemos apoio financeiro de nenhum dos laboratórios que comercializam misoprostol neste estudo ou fundos de outras organizações. Não houve qualquer conflito de interesses.

VIII. Cálculo da dimensão da amostra

Uma revisão da literatura estimou um aumento de 30% na taxa de parto vaginal nas 12 horas seguintes à maturação [59] no grupo oral. Com um risco a de 5% e um poder p de 80%, era necessário um tamanho mínimo de 139 mulheres para cada grupo.

3 Resultados

1. Estudo comparativo dos dois grupos:

1. Caraterísticas demográficas dos doentes:

O nosso estudo incluiu 240 parturientes divididas em dois grupos de 120 mulheres cada.

1.1. Idade:

> *Grupo de cytotec vaginal* :

A idade média das parturientes foi de 28,7 ± 1,0 anos, com extremos variando de 19 a 40 anos.

> *Grupo oral cytotec :*

A média de idade das parturientes foi de 28,4 ± 0,9 anos, com extremos variando de 18 a 40 anos. A diferença de idade entre os dois grupos não foi significativa. (p=0,63).

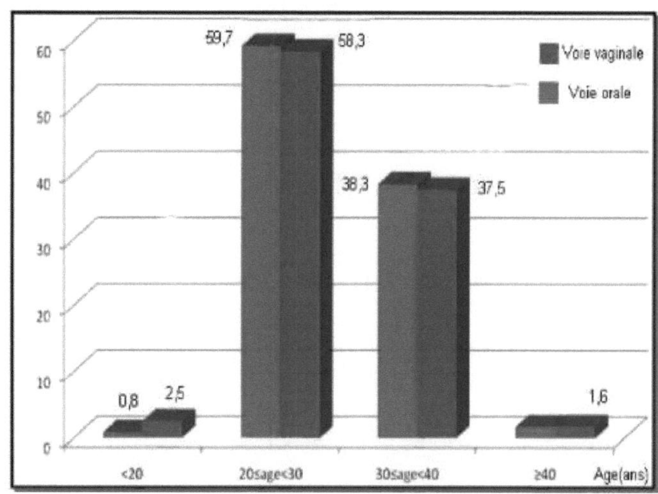

Figura 3: Distribuição das parturientes por idade nos dois grupos.

1.2. Peso :

> *Grupo de cytotec vaginal :*

O peso médio das nossas parturientes variou de 55 a 119 kg, com uma média de 78,2 ± 1,2 kg.

> *Grupo oral cytotec :*

O peso médio das nossas parturientes variou entre 51 e 119 kg, com uma média de 78,3 ± 1,2 kg.

A diferença entre os dois grupos não foi significativa (p=0,67).

1.3. Tamanho:

> *Grupo de cytotec vaginal :*

A altura da parturiente variou de 148 a 179 cm, com uma média de 161,2 ± 0,4 cm.

> *Grupo oral cytotec :*

A altura das parturientes variou de 147 a 186 cm, com média de 161,6 ±0,5 cm. A diferença entre os dois grupos não foi significativa (p=0,64).

1.4. Gestite :

> ***Grupo de cytotec vaginal :***

A idade gestacional média foi de 1,9 ± 1,1, com extremos que variaram de 1 a 7.

> ***Grupo oral cytotec :***

A gestita média foi de 1,8 ± 0,8 com extremos que variam de 1 a 6.

A diferença entre os dois grupos não foi significativa (p=0,5).

1.5. Parite :

A paridade média foi de 1,4 ± 0,6 no grupo vaginal e de 1,5 ± 0,6 no grupo oral, sem diferença significativa entre os dois grupos (p=0,42).

A repartição por paridade nos dois grupos é apresentada na Figura 3.

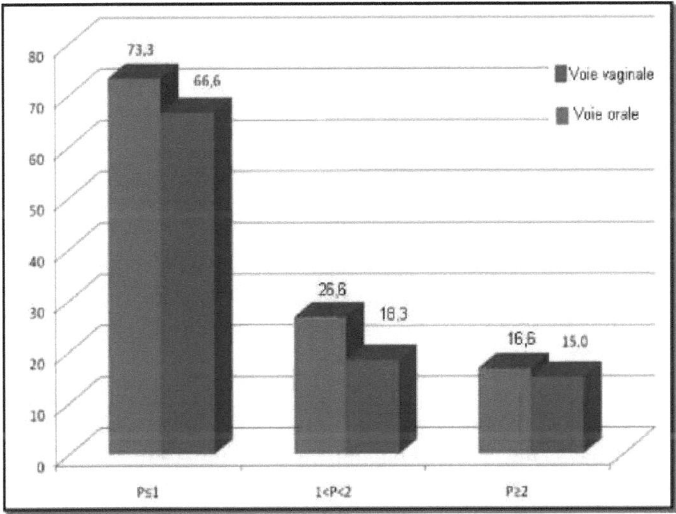

Figura 4: Distribuição das parturientes de acordo com a Parite.

1.6. Número de abortos:

> ***Grupo de cytotec vaginal :***

O número médio de abortos foi de 0,05 ± 0,13, com extremos que variam de 0 a 5.

> ***Grupo do cytotec oral:***

O número de abortos variou de 0 a 3, com uma média de 0,3±1,1

A diferença entre os dois grupos no que respeita ao número de abortos não foi significativa (p=0,4).

2. Caraterísticas obstétricas das parturientes:

2.1. Termo da gravidez

> *Grupo de cytotec vaginal :*

O termo da gravidez na admissão variou de 36 a 42 dias de gestação, com uma média de 39,1 ± 0,2 dias.

> *Grupo do cytotec oral:*

O termo da gravidez na admissão variou de 36 a 42 dias de gestação, com uma média de 39,4 ± 0,2 dias de gestação.

A diferença entre os dois grupos não foi significativa (p=0,08 NS).

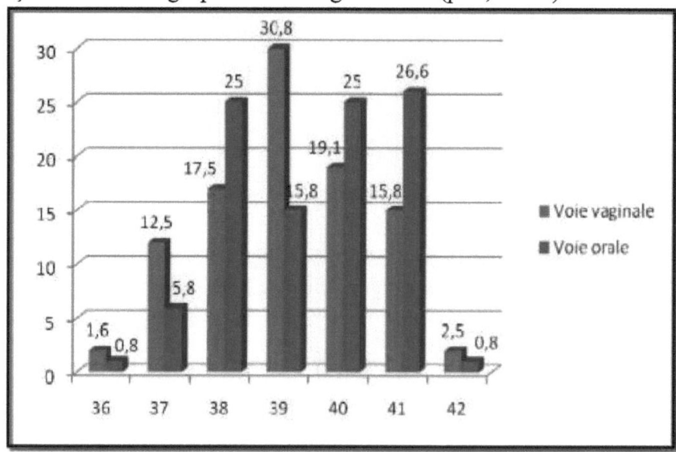

Fig. 5: Distribuição de acordo com o termo da gravidez nos dois grupos.

2.2. Pontuação inicial de Bishop (início da maturação):

> *Grupo de cytotec vaginal :*

A pontuação inicial de Bishop variou de 0 a 3, com uma média de 0,9 ± 0,7, 28 parturientes tiveram uma pontuação inicial de Bishop de zero.

> *Grupo do cytotec oral:*

A pontuação de Bishop variou de 0 a 3, com uma média de 0,8 ± 0,6.

33 parturientes tinham uma pontuação inicial de Bishop de zero.

A diferença entre os dois grupos não foi significativa (p=0,1).

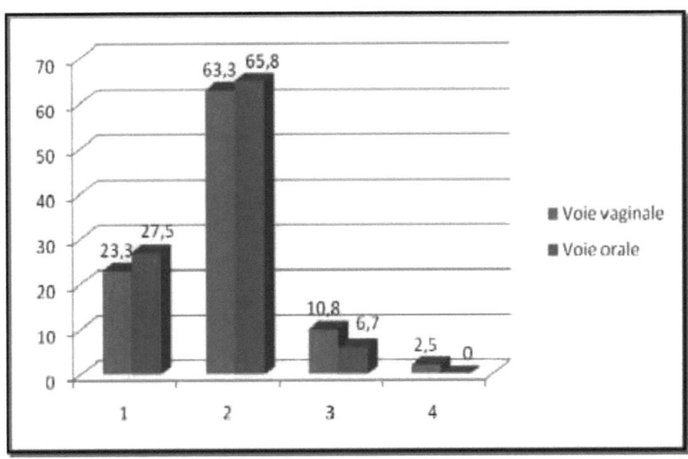

Figura 6: Distribuição das parturientes de acordo com a pontuação inicial de Bishop.

2.3. Dados de ultrassom :

2.3.1. Trofite fatal

A biometria freática foi comparada com base em ecografias realizadas sistematicamente aquando da inclusão.

Em ambos os grupos, verificámos que todos os trastes eram eutróficos. A diferença entre os parâmetros biométricos dos dois grupos não foi estatisticamente significativa (p=0,15).

2.3.2. Quantidade de líquido amniótico :

A quantidade de líquido amniótico foi reduzida em ambos os grupos.

Esta diferença entre os dois grupos na quantidade de líquido amniótico não foi estatisticamente significativa (p = 0,11).

Tabela I: Tabela de resumo das caraterísticas gerais e obstétricas dos dois grupos.

Caraterísticas (a)	Grupo da via oral	Grupo da via vaginal	P
Idade materna (anos)	28.4 ± 0.9	28.7 ± 1	0.63
Peso (kg)	78,3 ± 1,2	78,2 ± 1,2	0,67
Altura (cm)	161,6 ± 0,5	161,2 ± 0,4	0,64
Gestite	1,8 ± 0,8	1,9 ± 1,1	0,5
Paridade média	1.5 ± 0.7	1.4 ± 0.6	0.42
Termo da gravidez (SA)	39.4 ± 0.2	39.1 ± 0.2	0.08
Pontuação média inicial do bispo	0.8 ± 0.6	0.9 ± 0.7	0.10

(a) Resultados expressos em média ± desvio-padrão

II. Estudo analítico :

1. Misoprostol e maturação do colo do útero

A maturação do colo do útero foi bem sucedida em 100% dos casos em ambos os grupos.

1.1. Ponto final primário :

Taxa de parto vaginal nas 24 horas seguintes à maturação.

Das 240 parturientes, 203 (84,5%) tiveram parto vaginal até 24 horas após a maturação.

> ***Grupo de cytotec vaginal :***

101 (84,1%) das 120 parturientes deste grupo tiveram parto vaginal até 24 horas após a maturação.

> ***Grupo do cytotec oral:***

102 (85%) das 120 parturientes deste grupo tinham dado à luz por via vaginal nas 24 horas seguintes à maturação.

A diferença entre os dois grupos não foi significativa (p=0,85).

Quadro II: Taxas de natalidade nas 24 horas seguintes à maturação

Parto por via vaginal nas 24 horas seguintes	Grupo oral		Grupo da via vaginal		OR 95% CI
	(N)	*(%)*	*(N)*	*(%)*	q
Sim	102	85,0	101	84,1	1,07
Não	18	15,0	19	15,8	[0,50-2,27]
Total	120	100	120	100	"p=0,85 (NS)

Taxa de parto vaginal nas 12 horas seguintes à maturação.

Das 240 parturientes, 90 (37,5%) tiveram parto vaginal até 12 horas após a maturação.

> ***Grupo de cytotec vaginal :***

40 (33,3%) das 120 parturientes deste grupo tiveram parto vaginal até 12 horas após a maturação.

> ***Grupo do cytotec oral:***

50 (41,6%) das 120 parturientes deste grupo tiveram parto vaginal até 12 horas após a maturação.

A diferença entre os dois grupos não foi significativa (p=0,35).

Quadro III: Taxas de natalidade nas 12 horas seguintes à maturação

Parto por via vaginal nas 12 horas seguintes	Grupo oral		Grupo da via vaginal		OU IC
	(N)	*(%)*	*(N)*	*(%)*	
Sim	50	41,6	40	33.3	1,4 [0,82-2,5]
Não	70	58,3	80	66.6	p=0.35
Total	120	100	120	100	

O uso de misoprostol no grupo de via oral foi associado a um aumento na taxa de parto vaginal dentro de 12 horas em comparação com o grupo de via vaginal, embora a diferença não tenha sido significativa.

1.2. Ponto final secundário: pontuação de Bishop após 6 horas

Seis horas após o início da maturação, a pontuação de Bishop era comparável entre os dois grupos (p=0,77) (tabela IV).

Tabela IV: Melhoria da pontuação de Bishop após 6 horas em ambos os grupos

Pontuação de Bishop>6 após 6 H	Grupo da via oral		Grupo da via vaginal		P
	(N)	*(%)*	*(N)*	*(%)*	0,77 NS
Sim	86	71,6	88	73,3	
Não	34	28,3	32	26,6	OU=0,92
Total	120	100	120	100	[0,5-0,69].

2. Efeito da maturação no partograma :

Todos os prazos de entrega são expressos em horas.

2.1. As diferentes fases do parto :

Não houve diferença significativa entre os dois grupos em relação às diferentes fases do parto. (Tabela V).

Quadro V: Calendário das diferentes fases nos dois grupos.

Prazos *médios* de entrega *(*)*	Grupo da via oral	Grupo da via vaginal	P
Tempo de maturação - início do trabalho (Horas)	9.3 ± 1.7	9.1 ± 1.7	0,93 NS
Tempo de maturação - fase ativa (Horas)	10.6 ± 1.7	10.4 ± 1.6	0,71 NS
Indução - tempo de entrega (Horas)	12.9 ± 1.7	13.2 ± 1.6	0,73 NS

*: todos os prazos de entrega são expressos em horas (média ± DP)

2.2. Utilização de ocitócicos :

48 parturientes no grupo do cytotec vaginal (40%) necessitaram de ocitócicos durante o trabalho de parto em comparação com 47 (39,17%) no grupo oral (p=0,89) OR =0,97 [0,56-1,27].

A diferença entre os dois grupos não foi estatisticamente significativa (Tabela VI).

Quadro VI: Utilização de ocitócicos nos dois grupos

Utilização de ocitócicos	Grupo oral		Grupo da via vaginal		P
	(N)	**(%)**	**(N)**	**(%)**	
Sim	47	39,2	48	40	0,89 (NS)
Não	73	60,8	72	60	OR=0,97
Total	120	100	120	100	[0.56-1,27].

2.3. Método de entrega :

Das 240 parturientes, 197 (83%) foram submetidas a um parto vaginal.

> ***Grupo de cytotec vaginal :***

110 (91,7%) das 120 parturientes deste grupo tinham dado à luz por via vaginal.

> ***Grupo do cytotec oral:***

107 (89,2%) das 120 parturientes deste grupo tiveram um parto vaginal.

A diferença entre os dois grupos não foi significativa (p=0,51).

Quadro VII: Métodos de entrega.

Método de entrega	Pista baixa		Cesariana		P
	(N)	(%)	(N)	(%)	0,51 (NS)
Grupo oral	107	89,2	13	10,8	OU= 1,34 [0,52 -
Grupo vaginal	110	91,7	10	8,3	3,45]

Foram registados 13 casos de cesariana no grupo da via oral (10,8%) em comparação com 10 casos no grupo da via vaginal (8,3%) com um OR=1,34 [0,52-3,45] e p=0,51 (NS). Este aumento da taxa de cesariana no grupo da via oral não foi significativo.

Quadro VIII: Métodos de parto vaginal.

	Grupo da via oral	Grupo da via vaginal	P
Entrega de instrumentos	7	13	0,16 NS
Parto espontâneo	100	97	0,61 NS
Total	107	110	0,51 NS

O fórceps foi necessário para o sofrimento fetal agudo em 11 parturientes no grupo vaginal e 5 no grupo oral, e para assistência expulsiva em duas pacientes em cada um dos dois grupos. A diferença entre os dois grupos não foi estatisticamente significativa.

Tabela IX: Indicação de parto instrumental nos dois grupos.

Indicação	Grupo da via oral		Grupo da via vaginal		P
	(N)	**(%)**	**(N)**	**(%)**	
Angústia aguda da carga (AFS)	5	3,4	11	9,1	0,06 (NS)
Não despejo	2	1,6	2	1,6	0,67 (NS)

A cesariana por sofrimento fetal agudo foi registada em 8 parturientes em cada um dos dois grupos.

Tabela X: Indicações para cesariana nos dois grupos.

Indicação	Grupo da via oral		Grupo da via vaginal		P
	(N)	(%)	(N)	(%)	
Angústia aguda da carga (AFS)	8	6,6	8	6,6	(NS)
Falha na viagem	1	0,8	2	1,6	(NS)

Falta de empenhamento	2	1,6	0	0	0,47 (NS)
Suspeita de corio-amniotite	1	0,8	0	0	(NS)
RPM, dobrar, bispo desfavorável	1	0,8	0	0	(NS)
Total	13	10,6	10	8,2	

2.4. Morbilidade materna

2.4.1. Complicações traumáticas

Não se registaram casos de rutura uterina ou lesões do trato genital inferior em nenhum dos grupos.

2.4.2. Complicações hemorrágicas:

Não se registaram casos de hemorragia no parto em nenhum dos grupos.

2.4.3. Complicações infecciosas

Definimos a corioamniotite como a ocorrência de febre superior a 38°C, controlada em duas ocasiões, fora de qualquer foco clinicamente detetável e associada a um dos seguintes sinais:

- Atonia uterina
- Líquido amniótico fétido
- Taquicardia frequente

Não se registaram casos de corioamniotite ou de endometrite pós-parto e o único caso de suspeita de corioamniotite no grupo oral foi praticamente excluído pelo desaparecimento da febre e pelos testes negativos (ECBU, PV), que foram favoráveis em mono-antibioterapia com Augmentin®.

2.5. Efeitos indesejáveis:

2.5.1. Efeito na contratilidade do miométrio :

Em nenhuma circunstância utilizámos a tocólise.

A taquissistolia foi registada em 6 parturientes do grupo oral (5%) em comparação com 10 do grupo vaginal (8,3%). No grupo da via oral, 2 parturientes desenvolveram síndrome de hiperestimulação, que se resolveu rapidamente após a colocação da parturiente em decúbito lateral esquerdo, oxigenoterapia e infusão de spasfon®.

Quadro XI: Efeito na contratilidade do miométrio.

Grupo	Grupo da via oral		Grupo da via vaginal		P
	(N)	(%)	(N)	(%)	
Hipertonia	4	3,3	3	2,5	0,21 (NS)
Taquissistolia	6	5	10	8 ,3	0,68 (NS)
Síndroma Hiperestimulação uterina	2	1,6	0	0,0	0,31 (NS)
Total	12	10	13	10,8	

Não foram registados casos de cesariana por sofrimento fetal agudo com anomalias da contratilidade miometrial.

2.6. Morbidade e mortalidade fetal e neonatal:

2.6.1. Peso à nascença :

> ***Grupo de cytotec vaginal :***

O peso dos recém-nascidos variou de 1950 a 4250 g, com uma média de 3234g ± 6,8.

> ***Grupo do cytotec oral:***

O peso dos recém-nascidos variou entre 2200 e 4150 g, com uma média de 3298,7g ±7,4.

A diferença entre os dois grupos não foi significativa (p=0,22).

2.6.2. Análise das anomalias do ERCF:

No grupo da via oral, foram observadas anomalias no ERCF durante o trabalho de parto em 18 parturientes (15%), em comparação com 25 casos (21%) no grupo da via vaginal OR = 0,60 [0,30-1,21], p=0,12 NS (tabela XII).

Tabela XII: Anomalias da ERCF observadas em ambos os grupos.

Grupo	Grupo da via oral		Grupo da via vaginal		P
	(N)	(%)	(N)	(%)	
Anomalias do ERCF (+)	18	15	25	21	0,12(NS) OR=0,60 [0,30 1,21]
Anomalias do ERCF (-)	102	85	95	79	
Total	120	100	120	100	

As anomalias do ERCF foram menos frequentes no grupo oral do que no grupo vaginal, embora esta diferença não tenha sido significativa.

A Tabela XIII detalha as várias anomalias da ERCF registadas nos dois grupos de estudo.

Tabela XIII: Análise do ritmo cardíaco fatal.

Frequência cardíaca fetal	Grupo da via oral		Grupo da via vaginal	
	(N)	(%)	(N)	(%)
Normal	102	85,0	95	79,1
Mergulho I	12	10	19	15,8
Mergulho II	2	1,6	5	4,1
Variáveis	2	1,6	1	0,8
Bradicardia	2	1,6	0	0
Total	120	100	120	100

2.6.3. Aspeto do líquido amniótico :

Três parturientes no grupo da via vaginal, com líquido tingido, tinham um termo de gravidez maior ou igual a 41 semanas de amenorreia.

Uma parturiente do grupo do misoprostol oral, que tinha um termo de gravidez de mais de 41 semanas de amenorreia, apresentou uma alteração no líquido amniótico e foi interrompida para SFA (alteração no líquido amniótico com anomalias na ERCF no início do trabalho de parto).

A diferença entre os dois grupos não foi significativa para os diferentes aspectos do líquido amniótico (p=0,74).

Quadro XIV: Aspeto do líquido amniótico.

Aspeto do líquido amniótico	Grupo da via oral		Grupo da via vaginal		P
	(N)	(%)	(N)	(%)	
Clair	118	98,3	117	97,5	0,83 NS
Tinta ou meconial	1	0,8	3	2,5	0,56 NS
Virada do líquido amniótico	1	0,8	0	0	NS
Total	120	100	120	100	

2.6.4. Pontuação de Apgar no nascimento :

Em nosso estudo, não houve casos de óbito durante o período neonatal imediato.

> *Grupo de cytotec oral :*

[ere]As pontuações de apgar dos recém-nascidos ao 1 minuto variaram entre 6 e 9 com uma média de 8,8 e ao 5 minutos entre 8 e 10 com uma média de 9,9.

> *Grupo de cytotec vaginal :*

[vfeme]A pontuação de apgar dos recém-nascidos no minuto L' variou de 4 a 9 com uma média de 8,6 e no minuto 5 de 7 a 10 com uma média de 9,6.

A diferença entre os dois grupos não foi significativa.

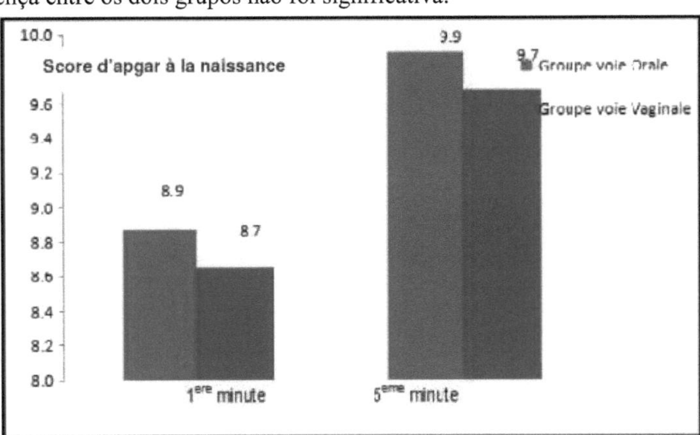

Figura 15: Distribuição da pontuação de apgar no nascimento.

4 Discussão

O nosso estudo mostrou uma eficácia comparável entre o misoprostol oral e vaginal em termos de taxas de parto às 12 e 24 horas, com efeitos secundários que parecem ser aceitáveis.

Embora a eficácia do misoprostol, um análogo sintético da prostaglandina E1, na indução do trabalho de parto com bolsa d'água intacta tenha sido demonstrada em vários estudos [14, 16, 20, 21, 22], poucos estudos avaliaram sua eficácia na indução do trabalho de parto em RPM a termo [23-28], e a maioria desses estudos comparou o misoprostol com a ocitocina. No entanto, é interessante notar que alguns estudos mais recentes [9-12, 17] comparando misoprostol oral com misoprostol vaginal ou PGE2 vaginal mostram resultados interessantes.

De seguida, discutiremos o protocolo oral, a sua eficácia global e, por fim, a sua segurança.

1. O protocolo

1. Escolha da molécula

Escolhemos o misoprostol, apesar de não ter autorização de comercialização em ginecologia obstétrica, devido às vantagens que oferece: baixo custo, fácil armazenamento devido à sua estabilidade térmica, disponibilidade e facilidade de administração.

A meta-análise de Hofmeyr, publicada pela Biblioteca Cochrane em 2003 [32], comparando o misoprostol com a dinoprostona vaginal na indução do trabalho de parto a termo com uma bolsa de água intacta, concluiu que o misoprostol era mais eficaz. Em 13 ensaios aleatorizados (2906 pacientes), a taxa de partos vaginais para além das 24 horas foi 20% mais baixa com o misoprostol do que com a Dinoprostona. Para além disso, os autores mostraram uma redução na taxa de utilização de ocitocina durante o trabalho de parto, RR = 0,65 [0,5-7-0,73] no grupo do misoprostol.

Em vista desses resultados, vários estudos recentes [25 - 31] avaliaram a eficácia do misoprostol na indução do trabalho de parto na rutura prematura de membranas a termo. Todos esses estudos concluíram que o misoprostol era eficaz, embora a dose, via e taxa de administração ainda não sejam consensuais.

2. Escolha da via de administração

Entre os principais estudos publicados, destaca-se o de Levy, em 2007 [78], que comparou a administração de misoprostol oral com placebo na indução do trabalho de parto em RPM a termo. Encontrou um tempo de maturação-parto de 13,7+/-5,8 no grupo que recebeu 50mcg de misoprostol oral vs. 20,3+/-6,8 horas no grupo que recebeu placebo ($p<0,05$).

Em 2006 [56], Jodie et al publicaram os resultados de um estudo que comparou o misoprostol oral (20mcg/2 horas) versus dinoprostona vaginal com uma bolsa intacta, relatando uma taxa de parto de 24 horas de 54% versus 59% para o grupo dinoprostona. A taxa de cesariana foi de 22% versus 26%, com um OR de 0,82. Conclui, portanto, que este método é eficaz e seguro.

Mais recentemente, em 2008, Briker et al [57] relataram os resultados de um estudo comparando misoprostol oral versus dinoprostona usando uma solução de titulação vaginal. Neste estudo, a taxa de não-parto em 24 horas e a taxa de cesariana foram 21% menores no grupo oral em comparação com a dinoprostona vaginal, embora a diferença não tenha sido significativa.

Nagpal [29], em estudo publicado em 2009, comparou o uso de misoprostol oral (solução 20mcg/2h) com dinoprostona intra-cervical em casos de rotura prematura de membranas a termo e com bispo desfavorável. Mostrou uma redução estatisticamente significativa do tempo de indução do parto, um aumento significativo da taxa de parto 12 horas após a indução (64,5% versus 16,7%) e uma redução da necessidade de ocitocina, mantendo uma taxa comparável de cesariana e de morbilidade neonatal.

Estes mesmos resultados foram encontrados por Granstrom, E.Kam e Mahmood [75, 76, 77], que compararam o misoprostol oral com placebo em casos de RMM a termo. Os autores não encontraram diferença significativa entre os dois grupos em termos de taxa de partos cesáreos e taxa de hipercinesia.

A incidência de hiperestimulação uterina com FHR anormal também foi comparável entre os dois grupos, com respetivamente 8,5% no caso de administração oral de misoprostol e 7,4% no caso de administração vaginal: RR 1,11; 95% (1 (0,78 -1,59).

Além disso, a via sublingual não ofereceu nenhuma vantagem sobre a via vaginal do misoprostol. De facto, numa revisão da Cochrane [58] incluindo três ensaios aleatórios (502 parturientes) comparando estas duas vias, a taxa de parto dentro de 24 horas e a taxa de cesariana foram comparáveis nos dois grupos. No entanto, é interessante notar que How e Cheng [17, 80] compararam uma dose baixa de misoprostol oral 20mcg/hora (máximo de 4 doses) com misoprostol vaginal 25 mcg/4 horas, incluindo 426 parturientes em seu estudo. Concluíram que, em comparação com a via vaginal, a via oral resultou numa redução estatisticamente significativa da taxa de síndrome de hiperestimulação uterina associada a anomalias do RCEF (2% vs 13%, RR = 0,19), mantendo uma taxa comparável de parto vaginal nas 24 horas e uma taxa comparável de cesariana (tabela XV).

Quadro XV: Meta-análise de 2 ensaios que comparam o misoprostol oral e vaginal via vaginal [80]

	Via oral		Via vaginal		RR	95%IC
	(N)	%	(N)	%		
Taxa de partos vaginais não efectuados em 24 horas	75/210	35,7	85/21 6	39,3	0,51	[0,03 9,62]
Hiperestimulação com anomalias do ERCF	5/210	2,3	29/21 6	13,4	0,19	[0,080,46]
Hiperestimulação sem anomalias do ERCF	18/210	7,1	51/21 6	23,6	0,36	[0,220,59]
Taxa de cesarianas	39/210	18,5	37/21 6	17,1	0,69	[0,0-5,54]

Numerosos estudos recentes [9,13,17] demonstraram a eficácia da administração oral de misoprostol na rotura prematura das membranas.

3. Escolha da dose

Utilizámos a dose de 50 mcg por aplicação para o misoprostol, por ser a mais utilizada e parecer oferecer uma boa relação eficácia/risco nos vários estudos que avaliaram o misoprostol na indução do trabalho de parto com bolsas intactas [37-42] e rotas [23, 28, 30, 43] e a que utilizamos no nosso serviço.

Os autores que utilizaram doses de 25 e 50 microgramas utilizaram, portanto, fragmentos de comprimidos ou suspensões de misoprostol. No entanto, este procedimento não garante a dosagem exacta do produto ativo. Atualmente, vários estudos foram publicados utilizando a dose de 25mcg de misoprostol [38, 40, 44-50] na indução do trabalho de parto a termo.

Um estudo realizado por Wing, analisando os resultados de suas publicações entre 1995 e 1997, nas quais ela variou a dose e o intervalo de aplicação do misoprostol [18, 38, 44, 51] na indução do trabalho de parto a termo com bolsa das águas intacta, concluiu que a aplicação de misoprostol na dose de 25mcg/4h apresentou os menores efeitos colaterais (menos hipercinesia) com uma eficácia comparável à da prostaglandina E2.

No entanto, uma meta-análise realizada por Sanchez-Ramos [52] comparando os resultados da gravidez e os efeitos colaterais do misoprostol 25mcg e 50mcg na indução do trabalho de parto a termo com uma bolsa d'água intacta, reuniu cinco estudos, incluindo 500 pacientes em cada grupo. Ele encontrou uma taxa mais baixa de parto dentro de 24 horas com a dose de 25mcg. No entanto, as anomalias contrácteis foram significativamente mais baixas com a dose de 25mcg e a taxa de hiperestimulação foi 25% mais baixa do que com a dose de 50mcg (tabela XVI).

Quadro XVI: Meta-análise de 5 ensaios que comparam o Misoprostol 25mcg e 50mcg [52].

	25 mcg % dose	50mcg % dose	OU (95%IC)
Parto por via vaginal antes de 24 horas	56,1	62,9	0,68 (0,470,98)
Utilização de ocitocina	41,1	28,6	1,93 (1,44 2,59)
Hiperestimulação	4,4	9,3	0,44 (0,250,77)
Taquissistolia	8,9	20,8	0,36 (0,24-0,53)
Cesariana para anomalia ERCF	7,3	10	0,66 (0,39 1,14)
Pontuação de Apgar<7 aos 5 minutos	1,8	3,3	0,54 (0,221,28)
Internação em UTI	7,1	11,1	0,60 (0,341,06)

Recentemente, Has et al [50] compararam estas duas doses de misoprostol na indução do trabalho de parto a termo com bolsa de água intacta 25mcg versus 50mcg (dados a cada quatro horas), randomizando 114 parturientes.

Embora as taxas de parto dentro de 24 horas tenham sido semelhantes neste estudo, o número de cesarianas por anomalias do ERCF foi significativamente maior no grupo de 50mcg em comparação com o grupo de 25mcg; 29% versus 12% (p = 0,03). Além disso, no grupo da dose de 50mcg, houve um aumento significativo na taxa de hipercinesia com anomalias do ERCF. As pontuações de Apgar inferiores a 7 aos cinco minutos e as transferências para a neonatologia não foram significativamente diferentes, embora tenha havido uma tendência para uma redução da sua taxa com a dose de 25mcg.

Desde 2001, Hofmeyer (2001) [34], Dallenbach (2003) [74], Dodd (2006) [11] e Moodly (2008) [56] tentaram demonstrar o benefício de uma dose baixa de misoprostol (20 mcg) em intervalos curtos de 2 horas, comparando-o com dinoprostona vaginal em intervalos de 6 horas.

Todos estes estudos concluíram que esta dose baixa de 20-25mcg de misoprostol tomado por via oral e repetido em intervalos de 2 horas era a dose mais segura, permitindo uma taxa satisfatória de parto vaginal.

Quando os dados desses ensaios são agrupados, não há diferença na taxa de cesariana ou na taxa de partos dentro de 24 horas entre as doses de 25 mcg e 50 mcg de misoprostol. A dose de misoprostol de 25mcg /4 h por via vaginal continua a ser a dose de referência para Wing [53], o Colégio Americano de Obstetras e Ginecologistas [54], Goldberg et al [55] e Hofmeyr [32].

4. Escolha do intervalo de instalação

A nossa escolha de um intervalo de 6 horas entre as doses de misoprostol tomadas por via vaginal foi baseada nos dados farmacocinéticos para o misoprostol quando usado por via vaginal, uma vez que a meia-vida por esta via é da ordem de 4 a 6 horas [36]. A segurança ideal, particularmente no que diz respeito à hiperestimulação uterina, é alcançada assumindo que não há ação possível do misoprostol além de seis horas, dado que as concentrações séricas de misoprostol tornam-se muito baixas após quatro horas [36].

A nossa escolha de um intervalo de 2 horas entre as doses orais de misoprostol baseia-se em vários estudos antigos e dados farmacocinéticos, uma vez que esta molécula é rapidamente absorvida por via oral, com um pico sérico atingido após 30 minutos e uma semi-vida de cerca de 1 hora e 30 minutos [36].

5. Escolha da repetição da dose

A nossa decisão de repetir as doses em caso de RPM a termo baseou-se em dados de estudos que utilizaram misoprostol vaginal ou oral para a indução artificial do parto em caso de RPM.

Além disso, vários estudos utilizaram o misoprostol por via oral ou vaginal, repetido até duas ou três doses no máximo, ou mesmo até à entrada espontânea em trabalho de parto, em comparação com a ocitocina ou isoladamente [24, 33, 60, 61, 62].

Após a reunião do Grupo Bellagio em 2007 [81], chegou-se a um consenso provisório de que a dose máxima recomendada para a utilização da solução oral de Misoprostol era de :

> 50mcg / 4 horas com um máximo de 6 doses.

> Solução de 20mcg de 2 em 2 horas, com um máximo de 6 doses.

II. Eficácia da maturação do colo do útero

1. Efeito no parto

1.1. Taxa de nascimentos dentro de 12 e 24 horas

A taxa de partos dentro de 12 e 24 horas de maturação com misoprostol, o desfecho primário deste estudo, foi comparável entre os dois grupos (85% versus 84,1% p=0,85 (NS)) às 24 horas, e (41,6% versus 33,3%) após 12 horas de maturação com misoprostol.

Os nossos resultados foram comparáveis aos encontrados na literatura.

Nagpal MB [29] encontrou uma taxa de parto vaginal de 87,1% dentro de 24 horas após a administração de 50mcg de misoprostol oral a cada 4 horas em 31 parturientes com RPM a termo versus 73,3% no grupo de parturientes que receberam 0,5 mg de dinoprostona intra-cervical a cada 6 horas (p<0,001), e 64,5% versus 16,7% após 12 horas de amadurecimento.

Esta diferença na taxa de partos em 12 e 24 horas entre os dois grupos, misoprostol e dinoprostona, pode ser explicada pela superioridade do efeito de maturação do misoprostol somado ao seu efeito na indução do parto.

Em 2006, Shi-Yam et al, [17], encontraram uma taxa mais elevada de parto vaginal nas 24 horas após a administração de 20 mcg de misoprostol por via oral de hora a hora (96%) em comparação com 25 mcg de misoprostol por via vaginal de 4 em 4 horas (83%), mas não especificaram a taxa de parto às 12 horas.

É igualmente importante notar que a taxa de administração é ligeiramente mais elevada no grupo oral às 12 horas (44% versus 33%), mas após 24 horas os dois grupos fundem-se. Este facto é muito interessante porque, por um lado, confirma os dados farmacodinâmicos relativos à rápida absorção por via oral e, por conseguinte, um efeito mais rápido e tempos de parto mais curtos. Por outro lado, esta aceleração do trabalho de parto seria interessante porque reduziria a duração da abertura do ovo e, por conseguinte, a taxa de complicações infecciosas. Este protocolo poderia, portanto, ser melhor adaptado aos casos de rutura prematura das membranas do que a maturação com uma bolsa de água intacta.

1.2. Tempo de maturação-entrega

No nosso estudo, a administração oral de misoprostol reduziu de forma não significativa o tempo médio entre o início da maturação e o parto, em comparação com a administração vaginal de misoprostol: 12,9 horas versus 13,2 horas (p=0,73). Nossos resultados estão de acordo com a literatura [9, 11,17].

Nagpal et al [29] encontraram um tempo de amadurecimento até o parto de 10,25 h após a administração de 50 mcg de misoprostol oral a cada 4 h em 31 pacientes com PPROM a termo versus 17,8h no grupo que recebeu 0,5 mg de dinoprostona a cada 6 horas (p<0,001), enquanto Shi Yann Cheng [17], comparando misoprostol oral e vaginal, descobriu que o intervalo era significativamente mais curto para o misoprostol oral (8,1 h vs 16,8h, p<0,01).

1.3. Tempo de maturação - início dos trabalhos

Na nossa série, verificámos que o tempo médio desde a administração inicial de misoprostol até ao início do trabalho de parto foi de 9,3 horas para a via oral em comparação com 9,1 horas para a via vaginal, embora esta diferença não tenha sido significativa (p=0,93).

Nagpal [29] também descobriu que o tempo entre a maturação e a entrada em trabalho de parto foi de 7 horas após a administração de 50 mcg de misoprostol oral a cada 4 horas, em comparação com 13,1 horas no grupo de pacientes que receberam 0,5 mg de dinoprostona intra-cervical a cada 6 horas (p<0,001).

2. Utilização de ocitocina

A taxa de utilização de ocitocina foi de 39,2% no grupo do misoprostol oral e de 40% no grupo do cytotec vaginal. (p=0,89 NS), estas taxas são relativamente elevadas quando comparadas com as observadas na literatura. De facto, She Yann Cheng [17], no seu estudo publicado em 2008, envolvendo 207 parturientes, mostrou que a utilização de misoprostol em solução oral reduziu significativamente a taxa de utilização de ocitocina em comparação com a via vaginal (10,9% versus 53,8%, p<0,01). Este facto confirma o efeito contracetivo do misoprostol.

3. Método de entrega

Na nossa série, a taxa global de partos vaginais foi comparável em ambos os grupos, com 89,2% no grupo do misoprostol oral e 91,7% no grupo do misoprostol vaginal (p=0,61), sem diferença significativa na taxa de extracções instrumentais entre os dois grupos, com uma taxa de partos por cesariana de 10,8% no grupo do misoprostol oral e 8,3 no grupo do misoprostol vaginal, embora a diferença não tenha sido significativa (p=0,51).

Os resultados de um estudo randomizado [17] comparando misoprostol oral e vaginal mostraram uma redução significativa na taxa de cesariana no grupo do misoprostol oral (4% vs 17%, p<0.01, RR=0.2, 95%CI [0.07-0.62]).

III. Estudo da segurança dos dois protocolos

1. Efeitos indesejáveis

1.1. Taquissistolia e hiperestimulação

O nosso estudo mostrou uma redução clara, mas não estatisticamente significativa, da incidência de hipercinesia em 6 casos (5%) no grupo oral contra 10 casos (8,3%) no grupo vaginal. Em todos os casos, a hipercinesia foi transitória e controlada após a administração de um antiespasmódico simples.

A utilização da via oral parece reduzir esta taxa em comparação com a via vaginal, e os nossos resultados coincidem com os encontrados na meta-análise de Kundodyiwa et al [59], 8% em comparação com 25% para a via vaginal.

Alguns autores [17,58, 59] observaram uma redução significativa na taxa de síndrome de hiperestimulação uterina quando a via oral é utilizada. No entanto, é difícil fazer comparações porque, nesta meta-análise [59], não se especifica o caso particular da RPM.

A síndrome de hiperestimulação uterina é um acontecimento raro, mas também muito grave devido às complicações materno-fetais que pode provocar, nomeadamente a rutura uterina e a hipoxia fetal.

Tem recebido atenção especial da maioria dos autores que utilizam misoprostol em seus estudos [54, 79].

É muito interessante notar que na recente meta-análise de Alferivic Z, et al [58], ele foi capaz de mostrar que a maioria dos estudos que encontraram uma maior taxa de síndrome de hiperestimulação com misoprostol usaram altas doses e que o uso de baixas doses, ou seja, 25mcg vaginal a cada 4 horas, 50mcg por via oral de 4 em 4 horas ou 20 a 40mcg de solução oral de 2 em 2 horas, dá uma taxa de hiperestimulação uterina comparável à encontrada com a indução com dinoprostona (4 a 12%).

1.2. Mulheres com cesariana

A nossa taxa de cesariana durante o trabalho de parto após a maturação foi de 10,8% no grupo da via oral em comparação com 8,3% no grupo da via vaginal (p=0,51 NS). Estes resultados não estão de acordo com a literatura, que encontrou uma redução na taxa de cesariana com um Odds Ratio (OR) de 0,67 (redução de 30%) a favor da via oral. No entanto, a nossa taxa de I'acon geral é baixa e não representa a nossa taxa de cesarianas. Este facto pode ser explicado pelos nossos critérios de inclusão rigorosos antes da utilização de misoprostol para ambas as vias.

1.3. Cor do líquido amniótico

A taxa de fluido corado foi semelhante em ambos os grupos, mas menos frequente do que o relatado na literatura 0,8% versus 3% nas vias oral e vaginal, respetivamente. Esta baixa taxa pode ser devida à baixa dose de misoprostol usada 20mcg por via oral e ao intervalo de 2 horas, no entanto, na meta-análise de Kundodyiwa et al [59], foi observado um aumento de 40% no fluido corado no grupo oral.

1.4. Outros efeitos secundários do misoprostol

Os principais efeitos secundários maternos do misoprostol são gastrointestinais: diarreia, náuseas, vómitos e dor abdominal.

Estes sintomas digestivos ocorrem em 5 a 15% [71] dos casos após a administração oral e em 1 a 5% dos casos após a administração vaginal [23].

Em geral, não requerem qualquer tratamento médico específico e, de acordo com a maioria dos autores, não são suficientemente graves para interromper a maturação cervical com misoprostol [23, 29, 30, 62].

No nosso estudo, não registámos quaisquer efeitos adversos gastrointestinais atribuíveis ao misoprostol.

Assim, tendo em conta a literatura e os resultados do nosso estudo, não parece haver um aumento dos efeitos secundários quando o misoprostol é utilizado por via oral.

2. Morbidade e mortalidade materna

2.1. Complicações obstétricas

> Rutura uterina

Na nossa série, não se registaram casos de rutura uterina num útero saudável,

A existência de uma cicatriz uterina foi uma contraindicação para a inclusão da paciente. Os casos de rutura uterina relatados na literatura com misoprostol foram observados em pacientes com útero cicatrizado [63-67,72] ou multíparas [68], ou com história de revisão uterina instrumental ou quando doses excessivas foram utilizadas [69,73].

A análise de casos anedóticos de rotura uterina [69,72] publicados na literatura e observados com o uso de misoprostol na maturação cervical com saco hídrico intacto ou roto no termo para indução artificial do parto, mostra que esta complicação foi observada em pacientes com história de revisões uterinas instrumentais, multíparas, ou recebendo altas doses de misoprostol com intervalos de inserção muito curtos.

> **Hemorragia de parto**

Não observámos qualquer caso de hemorragia no parto.

Nagpal [29] relatou um caso de hemorragia no parto no grupo do misoprostol vaginal.

Frohn [30], Ayad [23], Samuel [9] e Shi-Yann [17] não identificaram nenhum caso particular de hemorragia de parto secundária ao amadurecimento cervical com misoprostol oral ou vaginal em RPM de termo.

Tendo em conta os resultados da literatura e os do nosso estudo, não parece haver um aumento do risco de hemorragia no parto com a utilização de misoprostol oral. No entanto, o tamanho da nossa amostra não foi calculado para avaliar este parâmetro.

2.2. Complicações infecciosas

Não foram registados casos de corioamniotite, endometrite ou abcesso da parede no nosso estudo com um seguimento mínimo de três meses.

Sacheen [12] não relatou nenhum caso de corioamniotite ou abscessos na parede pós-operatória no grupo oral. No entanto, Frohn et al [30] encontraram uma taxa de 6% de corioamniotite e uma taxa de 6% de endometrite após a administração intra-vaginal de misoprostol.

Ayad [23] não encontrou complicações infecciosas maternas específicas.

Infelizmente, nem o nosso estudo nem a literatura atual confirmam uma redução da morbilidade infecciosa materna com o misoprostol oral em comparação com a administração intra-vaginal de misoprostol.

2.3. Mortalidade materna

Não foram registadas mortes maternas, quer no nosso estudo quer na literatura, quando o misoprostol é utilizado na indução do trabalho de parto a termo para RPM.

3. Morbidade e mortalidade perinatal

Classicamente, a avaliação da morbilidade fetal e do prognóstico neonatal baseia-se nos seguintes parâmetros:

- Risco de rutura uterina ;
- Risco de uma pontuação de apgar <7 no 5º minuto de vida;
- Risco de hospitalização na UCI neonatal ;
- Risco de morte neonatal.

No nosso estudo, o acompanhamento fetal foi efectuado por uma ERCF no momento da indução, depois durante a maturação e o trabalho de parto: de hora a hora ou continuamente em caso de presença de uma anomalia considerada menor.

O estado neonatal dos bebés nascidos após indução com misoprostol oral não foi diferente do dos bebés nascidos após indução com misoprostol vaginal.

I.1. Pontuação de Apgar

Não encontrámos diferenças significativas entre os dois grupos na pontuação de Apgar ao minuto (p=0,4) e aos cinco minutos (p=0,6), nem nas taxas de pontuação de Apgar abaixo de 7.

Este facto está de acordo com a literatura.

Scaheen et al, [12] encontraram um índice de Apgar >6 no primeiro e no quinto minuto, respetivamente, em 78% e 96% do grupo oral contra 89% e 98% do grupo vaginal. A diferença não foi significativa (p = 0,55).

Samuel et al [9] encontraram um índice de Apgar <7 no primeiro minuto em 9% das pacientes que receberam misoprostol oral contra 8% no grupo vaginal, a diferença não foi significativa (p=0,94).

I.2. Internamento no serviço de neonatologia

A transferência para a unidade neonatal não foi estatisticamente diferente entre os dois grupos. Não foram registados internamentos na unidade de cuidados intensivos.

Assim, os resultados dos vários estudos efectuados com misoprostol mostram que os critérios neonatais de bem-estar fetal não são significativamente alterados pelo uso de misoprostol dentro dos limites do seu poder estatístico.

I.3. Mortalidade neonatal

Não se registaram casos de mortalidade neonatal no nosso estudo em nenhum dos grupos.

Numerosos estudos [9, 10, 12, 17] também registaram casos de mortalidade neonatal nos seus estudos.

Em conclusão, a morbilidade e a mortalidade neonatais não parecem aumentar com a utilização de uma dose baixa de misoprostol oral em comparação com a via vaginal.

I.4. Foetotoxicidade e malformações neonatais

Foram relatados alguns casos de malformações congénitas com a utilização de misoprostol durante o primeiro trimestre de gravidez para a _______*Page* 47
aborto medicinal.

As malformações encontradas dizem respeito principalmente aos pares cranianos e aos membros; podem estar isoladas ou associadas de várias formas.

[;K]No entanto, Globerg [55], em um estudo publicado em 2001, destacou a ausência de anormalidades na carga em mulheres que usaram misoprostol no TERCEIRO trimestre com o objetivo de induzir o parto a termo.

No final deste debate, verifica-se que :

- A utilização de misoprostol no grupo da via oral foi acompanhada por um ligeiro aumento da taxa de parto vaginal, mas este não foi significativo.
- O misoprostol oral não aumenta a morbilidade materna em termos de taxas de cesariana, síndrome de hiperestimulação ou rutura uterina.
- O prognóstico para a carga mantém-se inalterado.
- [eme]O misoprostol utilizado no terceiro trimestre não parece estar associado a

qualquer risco malformativo ou teratogénico.

I.5. O custo

A diferença no custo da maturação cervical para indução do trabalho de parto não foi significativa quando o misoprostol foi utilizado por via oral em comparação com a via vaginal no nosso estudo.

Poucos estudos analisaram o custo do misoprostol oral em comparação com a via vaginal. Este tipo de análise deve incluir não só o custo do produto, mas também o custo do tratamento hospitalar tanto para a mãe como para o recém-nascido.

Rozenberg et al [70], num estudo realizado no Hospital Poissy em Paris, encontraram um custo médio por paciente equivalente a £2202 ± £595 para a dinoprotona (PGE2) e £2134 ± 574 para o misoprostol (50 pg), dando uma economia média por paciente de £68, ou aproximadamente 42 euros. Esta poupança pode parecer modesta, mas representa uma poupança substancial para o farmacêutico, tendo em conta o grande número de maturações cervicais por ano.

V. Autocrítica

No final, o nosso protocolo parece ser globalmente satisfatório e adequado para os casos de RPM, mas pode ser criticado em vários pontos:

> **O tamanho da amostra:** que é pequena e não é adequada para destacar efeitos adversos raros, como rupturas uterinas, ou para avaliar o mau estado neonatal e a taxa de cesarianas.

> **Dosagem de misoprostol:** uma vez que a distribuição uniforme na solução não foi verificada por ensaios farmacológicos.

> **Acompanhamento pós-natal:**

O acompanhamento pós-natal limitou-se a um exame clínico sistemático do recém-nascido à nascença; não convocámos os bebés para um exame pós-natal à distância.

> **Critérios de exclusão**

O atraso da FMR >12 horas pode ser crítico devido à definição de FMR que varia de autor para autor (para alguns autores é necessário um atraso superior a 12 horas). No entanto, a nossa escolha deste critério teve como objetivo evitar qualquer enviesamento na interpretação da taxa de complicações infecciosas maternas e neonatais que aumentam quando a FMR excede as 12 horas.

VI. Recomendações práticas

Com base neste estudo e numa revisão da literatura, propomos as seguintes recomendações para o amadurecimento cervical com misoprostol oral antes da indução artificial do trabalho de parto a termo no RPM com condições locais desfavoráveis:

- O misoprostol não deve ser administrado em regime ambulatório, dado o risco de hiperestimulação, rutura uterina e SFA.
- Respeitar os critérios de inclusão e exclusão escolhidos para o nosso estudo e evitar a utilização de misoprostol num útero com cicatrizes.
- As parturientes devem ser bem informadas sobre os potenciais efeitos secundários deste método de maturação.
- Controlo rigoroso da mãe e do feto.

- Monitorização contínua do ERCF e do tocógrafo durante o trabalho de parto.
- Os comprimidos de 100mcg de misoprostol são encomendados na farmácia central.
- Adotar o protocolo que utiliza aplicações repetidas de 20 mcg de misoprostol por via oral de 2 em 2 horas, com um máximo de 6 doses, tal como recomendado pelo Colégio Nacional de Ginecologistas Obstetras.
- É preferível iniciar o protocolo de maturação de manhã (fora das situações de emergência).
- Organizar os controlos posteriores da mãe e da criança no período pós-parto distante.

5 Conclusão

A abordagem obstétrica da rotura prematura de membranas a termo com condições cervicais desfavoráveis continua a ser controversa.

Recentemente, a utilização de misoprostol, um análogo sintético da prostaglandina E1, no amadurecimento cervical antes do início do trabalho de parto, revelou-se eficaz tanto em membranas intactas como em membranas rompidas, embora esta molécula não tenha autorização de comercialização para esta indicação.

Além disso, seu custo mais baixo e armazenamento mais fácil do que a prostaglandina E2 tornam seu uso mais atraente. No entanto, muito poucos estudos publicados compararam a eficácia e a segurança do misoprostol oral versus o misoprostol vaginal em casos de RPM a termo.

Neste estudo, tentámos comparar a eficácia e a segurança da administração oral repetida de baixas doses de misoprostol com a administração intra-vaginal. Assim, realizámos um ensaio prospetivo aleatório que comparou a administração de 20 mcg de solução de misoprostol por via oral de duas em duas horas (com um máximo de seis doses) com 50 mcg de misoprostol por via vaginal de seis em seis horas (máximo de três doses), incluindo 240 parturientes (120 em cada grupo) que cumpriam determinados critérios de inclusão.

Uma vez aceite obstetricamente a via vaginal, e na ausência de alteração do bem-estar fetal e materno, as parturientes foram divididas aleatoriamente em dois grupos de igual dimensão (120 cada):

No primeiro grupo, o misoprostol foi administrado por via oral de duas em duas horas (com um máximo de 6 doses, solução de 20mcg).

No segundo grupo, o misoprostol foi administrado de seis em seis horas por via vaginal (50mcg/ 6h).

A análise dos resultados mostrou que as caraterísticas demográficas e obstétricas das nossas parturientes (120 parturientes no grupo da via oral e 120 no grupo da via vaginal) eram comparáveis, nomeadamente em termos de idade gestacional, paridade, score de Bishop inicial e duração da RPM à admissão.

A taxa de partos dentro de 12 e 24 horas após a maturação com misoprostol foi comparável nos grupos oral e vaginal, respetivamente (41,6% e 33,3%) e (85% e 84,1%). A diferença entre os dois grupos não foi significativa (p=0,87). Este resultado foi observado independentemente da pontuação inicial de Bishop e da paridade.

Não houve diferença significativa entre os dois grupos em termos de tempo entre a maturação e o parto (12,9 horas versus 13,2 horas (p=0,73).

Relativamente aos eventos adversos, a taxa de ocorrência de hipercinesia não foi significativa. Verificou-se uma redução não estatisticamente significativa da incidência de hipercinesia no grupo oral (5% versus 8,3%).

Estes resultados são coerentes com os da literatura. No entanto, estes dados devem ser qualificados pela dimensão dos estudos disponíveis. Nem o nosso ensaio nem os estudos publicados têm poder suficiente para detetar esses efeitos secundários.

Não se verificou qualquer morbilidade materna adicional objetiva; de facto, não se registou qualquer rutura uterina na nossa série.

[feme]Não encontrámos diferenças significativas entre os dois grupos no que diz respeito à pontuação de apgar aos C e 5 minutos de vida.

Finalmente, é importante sublinhar a vantagem económica da utilização do misoprostol oral em comparação com a via vaginal, permitindo reduzir o custo da maturação cervical, o que é um fator significativo para um país com recursos limitados como a Tunísia.

No final deste trabalho, e à luz da recente revisão da literatura, parece-nos legítimo sugerir a administração oral repetida de misoprostol (máximo de 6 doses de duas em duas horas) em doentes com RPM de termo com score de Bishop desfavorável, com vista à indução artificial do trabalho de parto, sem qualquer risco materno ou fetal adicional, desde que sejam observadas determinadas precauções de utilização, que se consideram excluídas no nosso trabalho.

Além disso, são necessários estudos de maior dimensão para provar definitivamente que o misoprostol oral não aumenta a taxa de cesarianas ou a morbilidade e mortalidade materna e infantil nesta indicação.

6 Bibliografia

1. **Marowitz A, Jordan R.** Midwifery Management of prelabor rupture of membranes at term. J Midwifery Women's Health 2007; 52:199-206.

2. **Zakariah A Y, Alexander S.** Devemos induzir sem demora ou esperar por uma rutura de membranas a termo num colo do útero desfavorável? Resistir à tentação de esperar. Gynecol Obstet Fertil 2008; 36 :1248-50.

3. **Accoceberry M, Gallot D, Velemir L, Sapin V, Laurichesse-Delmas H, Vendittelli F.** Devemos induzir sem demora ou esperar por uma rutura de membranas no termo num colo do útero desfavorável? Não tenham medo de esperar! Gynecol Obstet Fertil 2008; 36:1245-47.

4. **Pasquier JC, Picaud JC, Rabilloud M, Claris O, Ecochard R, Moret S.** Resultados neonatais após a gestão do parto eletivo de rutura prematura das membranas antes das 34 semanas de gestação (estudo DOMINOS). Eur J Obstet Gynecol Reprod Biol 2009;143(1):18-23.

5. **Kayem G, Maillard F**. Rupture prematuree des membranes avant terme: attitude interventionniste ou expectative? Gynecol Obstet Fertil 2009; 37: 334-41.

6. **Suwannachat B.** Parto programado ou expetante para rutura prematura de membranas a termo (37 semanas ou mais). Comentário da Biblioteca de Saúde Genética da Organização Mundial de Saúde 2007.

7. **Hannah ME, Ohisson A, Farine D, Hewson SA, Hodnett ED, Myhr TL.** Indução do trabalho de parto em comparação com a conduta expetante para a rutura pré-parto das membranas a termo. New Eng J Med 1996;334: 1005-10.

8. **Hidar S.** Apport de l'administration intracervicale de prostaglandines E2 apres rupture prematuree des membranes a terme. Essai Clinique prospectif randomise a propos de 88cas, These medecine 1374 2000.Faculte de Medecine Sousse.

9. **Wolf SB, Sanchez-Ramos L, Kaunitz AM**. Sublingual misoprostol for labor induction: a randomized clinical trial. Obstet Gynecol. 2005; 105(2):365-71.

10. **Lin MG, Nuthalapaty FS, Carver AR, Case AS, Ramsey PS**. Misoprostol for labor induction in women with term premature rupture of membranes: a meta-analysis. Obstet Gynecol. 2005; 106(3):593-601.

11. **Dodd JM, Crowther CA, Robinson JS**. Oral misoprostol for induction of labour at term: randomised controlled trial. BMJ 2006; 332:509-13

12. **Ellis SC, Kapp N, Vragpvoc O, Borgata L**. Randomized trial of buccal versus vaginal misoprostol for induction of second trimester abortion. Contraception. 2010; 81(5):441-5.

13. **Ivan Bogaert LJ, Misra A**. Anthropometric characteristics and success rates of oral or vaginal misoprostol for pregnancy termination in the first and second trimesters. Int J Gynecol Obstet 2010; 109(3): 213-5.

14. **Hofmeyr GJ, Gulmezoglu AM.** Misoprostol vaginal para amadurecimento cervical e indução do trabalho de parto. Cochrane Database Syst Rev. 2003;(1): CD000941.

15. **Vayssiere C.** Para a utilização de misoprostol na indução de rotina do trabalho de parto a termo. Gynecol Obstet Fertil 2006; 34:155-160.

16. **Li XM, Wan J, Xu CF, Zhang Y, Fang L, Shi ZJ, Li K**. Misoprostol na indução do trabalho de parto na gravidez de termo: uma meta-análise. Chin Med J (Engl). 2004; 117(3):449- 52.

17. **Cheng SY, Ming H, Lee JC**. Titrated oral compared with vaginal misoprostol for labor induction: a randomized controlled trial. Obstet Gynecol. 2008; 111(1):119-25.

18. **Wing DA, Rahall A, Jones MM, Goodwin TM, Paul RH.** Misoprostol: Um agente eficaz para a maturação cervical e indução do parto. Am J Obstet Gynecol 1995; 1.72: 1811-16.

20. **Abdel-Aleem H.** Buccal or sublingual misoprostol for cervical ripening and labour induction. Comentário da Biblioteca de Saúde Reprodutiva da Organização Mundial de Saúde (última revisão: 15.12.06).

21. **Gupta N, Mishra SL, Jain SA.** Ensaio clínico randomizado comparando misoprostol e dinoprostone para amadurecimento cervical e indução do trabalho de parto. J Obstet Gynecol India 2006; 5:149-51.

22. **Sanchez-Ramos L, Kaunitz AM, Wears RL, Deike I, Gaudier FL,** Misoprostol for cervical ripening and lahor induction: a meta-analysis. Obstet Gynecol 1997; 89: 633-42,

23. **Ayad IA.** Vaginal misoprostol in managing premature rupture of membranes. East Mediterr Health J. 2002; 8(4-5): 515-20.

24. **Al-Hussaini TK, Abdel-Aal SA, Youssef** MA. Oral misoprostol vs intravenosa oxytocin for labor induction in women with prelabor rupture of membranes at term. Int J Gynaecol Obstet. 2003; 82(1):73-5.-

25. **Haghighi L.** Intravaginal misoprostol in preterm prernature rupture of membranes with low Bishop scores. Int J Gynecol Obstet 2006; 94: 121-22.

26. **Zeteroglu S, Engin-Ustun Y, Ustun Y, Giivercinei M, Sahin G, Kamaci M.** Prospective randomized study comparing misoprostol and oxytocin for premature rupture of membranes at term. J Matem Fetal Med 2006; 19:283-7.

27. **Oliver C E, Olabisi M L, Paschal M E, Felix O, Titi G, Chikezie A.** Segurança e eficácia do misoprostol na indução do trabalho de parto na rutura pré-laboral da membrana fetal em mulheres nigerianas: um estudo multicêntrico. Iranian J Reprod Med 2008; 6: 83-7.

28. **Ayaz A, Saeed S, Farooq MU, Ahmad F, Bahoo LA, Ahmad I.** Rutura de membranas antes do parto em pacientes com um colo do útero desfavorável: tratamento ativo versus conservador. Taiwan J Obstet Gynecol. 2008; 47(2):192-6

29. **Nagpal M B, Raghunandan C, Saili A.** Oral misoprostol versus intracervical prostaglandin E2 gel for active management of premature rupture of membranes at term, Int J Gynecol Obstet 2009;106(1):23-6.

30. **Frohn W E, Simmons S, Carlan SJ.** Prostaglandin E2 Gel Versus Misoprostol for cervical ripening in patients with premature rupture of membranes after 34 Weeks. Obstet Gynecol 2002; 99(2):206-10.

31. **Bricker L, Peden H, Tomilinson AJ, Al-Hussaini TK, Idama T, Candelier C, Luckas M, Furniss H, Davies A, Kumar B, Roberts J, Alfirevic Z.** Titulação de

doses baixas de misoprostol vaginal e oral para induzir o trabalho de parto em caso de rotura de membranas antes do parto: um ensaio aleatório. BJOC 2008; 115(12):1503-11.

32. Hofmeyr GJ, Gulmezoglu AM. Misoprostol vaginal para amadurecimento cervical e indução do parto. Cochrane Database Syst Rev. 2001; (1):CD000941.

33. Puga O, Nien J, Gomez R, Medina L, Carstens M, Gonzalez R. Rutura prematura de membranas após 35 semanas: um ensaio clínico aleatório de indução do trabalho de parto com administração oral versus vaginal de misoprostol. Am J Obstet Gynecol 2001; 184: 85.

34. Hofmeyr GJ, Alfirevic Z, Matonhodze B, Brocklehurst P, Campbell E, Nikodem VC. Titrated oral misoprostol solution for induction of labour: a multicentre randomized trial. BJOG 2001; 108: 952-9.

35. Shetty A, Danelian P, Templeton A. Sublingual misoprostol for the induction of labour at term, Am J Obstet Gynecol 2002; 186: 72-6:.

36. Tang OS, Gemzell-Danielsson K. Misoprostol: perfis farmacocinéticos, efeitos no útero e efeitos secundários. Int J Gynecol Obstet. 2007; 99 Suppl 2: S160-7.

37. Colégio da Alta Autoridade de Saúde. Recomendações profissionais: indução artificial do parto a partir das 37 semanas de amenorreia. Biblioteca de Saúde Genética da Organização Mundial de Saúde 2008

38. Wing D A, Ortiz-Ompbroy G, Paul R H. A comparison of intermittent vaginal administration of misoprostol with continuous dinoprostone for cervical ripening and labor induction. Am J Obstet Gynecol 1997; 177: 612-18.

39. Dhifallah S. Place de misoprostol dans la maturation cervicale et le declenchement du travail chez la femme enceinte a terme. Essai Clinique prospectif randomise a propos de 30cas. These medecine 1606; 2001. Faculdade de Medicina de Sousse.

40. EI Sherbiny M, EL-Gharieb I, Gewely H. Vaginal misoprostol for induction of labor: 25 vs 50 microg dose regimen. Int J Obstet Gynecol. 2001; 72: 25-30

41. Trimech A. Maturation of the uterine cervix at term by prostaglandins: Prospective randomised comparative study of misoprostol versus dinoprostone. These en medecine 1295. 2005; Faculte de medecine Monastir.

42. Zayani S. Cervical ripening in the third trimester of pregnancy. Estudo prospetivo comparativo do misoprostol e da dinoprostona. A propos de 300 cas. These en medecine. 2007; Faculte de medecine de Sfax.

43. Kooli j. Maturação do colo do útero por misoprostol e início do trabalho de parto após rutura prematura das membranas após 34 semanas de amenorreia. These en medecine 1025; 2002.Faculte de medecine Monastir.

44. Wing DA, Paul RH. A comparison of differing dosing regimens of vaginally administered misoprostol for pre-induction cervical ripening and labour induction. Am J Obstet Gynecol 1996; 175: 158-64.

45. Farah L A, Sanchez-Ramos L, Gerardo C R, Del Valle O, Gaudier F, Deike L. Randomized trial of two doses of prostaglandin E 1 analog misoprostol for labour

induction. Am J Obstet Gynecol 1997; 177:364-71.
46. Wang H, Li L, Pu L. O efeito de 25 microgramas de misoprostol na indução do parto no final da gravidez. Chin J Obstet Gynecol 1998; 33: 469-71.
47. Srisomboon J, Singchai S. A comparison between 25 micrograms and 50 micrograms of intravaginal misoprostol for labour induction (Uma comparação entre 25 microgramas e 50 microgramas de misoprostol intravaginal para indução do parto). J Med Assoc Thai 1998; 81:779-83.
48. Diro M, Adra A, Gilles J, Nassar A, Rodriguez A, Salamat S. A double blind randomised trial of two doses regimens of misoprostol for cervical ripening and labour induction. J Matern Fetal Med 1999; 8:114-8.
49. Blanchette HA, Nayak S, Erasmus S. Comparison of the safety and efficacy of intravaginal misoprostol (prostaglandin E1) with those of dinoprostone (prostaglandin E2) for cervical ripening and induction of labour in a community hospital. Am J Obstet Gynecol 1999; 180:1551-9.
50. Has R, Batukan C, Ermis H, Cevher E, Araman A, Kilic G. Comparação de 25 e 50 microg de misoprostol administrado por via vaginal para a pré-indução do amadurecimento do colo do útero e indução do parto. Gynecol Obstet Invest 2002; 53:16-21.
51. Wing DA, Jones MM, Rahali A, Goodwin TM, Paul RH. A Comparison of misoprostol and prostaglandin E2 gel for pre-induction cervical ripening and labor induction. Am J Obstet Gynecol 1995;172: 1804-10.
52. Sanchez-Ramos L, Kaunitz A, Deike L. Labour induction with 25 vs 50 microg intravaginal misoprostol: a systematic review. Obstet Gynecol 2002; 99:145-51.
53. Wing DA. Indução do trabalho de parto com misoprostol. Am J Obstet Gynecol 1999; 181:339-45.
54. Comité ACOG. Parecer do Comité ACOG. Nova rotulagem da U.S. Food and Drug Administration sobre o uso de Cytotec (misoprostol) e gravidez. Número 283, maio de 2003. Int J Gynaecol Obstet. 2003; 82(1): 137-8.
55. Goldberg AB, Greenberg M. Misoprostol e gravidez. N Engl J Med 2001; 344:38-47 e 59-61.
56. Moodley J, Venkatachalam S, Songca P. Misoprostol for cervical ripeining at and near term, acomparative study. S Afr Med J 2003;93:371-4
57. Bricker L, Peden H, Tomlinson AJ, Al-Hussaini TK, Idama T, Candelier C, Luckas M, Furniss H, Davies A, Kumar B, Roberts J, Alfirevic Z. Titulação de doses baixas de misoprostol vaginal e/ou oral para induzir o trabalho de parto em caso de rotura de membranas antes do parto: um ensaio aleatório. BJOG. 2008; 115(12):1503-11.
58. Alfirevic Z, Weeks A. Oral misoprostol for induction of labour. Cochrane Database Syst Rev. 2001, 19;(2):CD001338.
59. Kundodyiwa TW, Alfirevic Z, Weeks AD. Low-dose oral misoprostol for induction of labor: a systematic review. Obstet Gynecol. 2009; 113 (2 Pt 1): 374-83.
60. Butt KD, Bennett KA, Crane JM, Hutehens D, Young DC. Randomized

comparison of oral misoprostol and oxytocin for labor induction in term prelabour membrane rupture. Obstet Gynecol 1999; 94: 994-9.

61. **Crane J, Delaney T, Hutchens D.** Oral misoprostol for premature rupture of membranes at term. Am J Obstet Gynecol 2003; 189:720-4.

62. **Ngai S W, Yik M, Sze Wing L, Terence L** Associate Caraterísticas do trabalho de parto e atividade uterina: misoprostol comparado com ocitocina em mulheres a termo com rutura pré-laboral das membranas. BJOG 2005; 107: 222 -7.

63. **Plaut M, Schwartz M, Lubarsky S.** Rutura uterina associada ao uso de misoprostol em pacientes grávidas com cesariana anterior. Am J Obstet Gynecol 1999; 180:1535-42.

64. **Ghermann RB, Mc Brayer S, Browning J.** Uterine rupture associated with vaginal birth after caesarean section: a complication of intravaginal misoprostol? Gynecol Obstet Invest 2000; 50: 212-13.

65. **Lin C Raynor BD.** Risk of uterine rupture in labor induction of patients with prior cesarean section: an inner city hospital experience. Am J Obstet Gynecol 2004; 190: 1476-8.

66. **Aslan H, Unlu E, Agar M, Ceylan Y.** Rutura uterina associada à indução do parto com misoprostol em mulheres com cesariana anterior. Eur J Obstet Gynecol Reprod Biol 2004; 113:45-8.

67. **Wing DA, MD, Lovett K, Paul RH.** Interrupção da incisão uterina anterior após misoprostol para indução do trabalho de parto em mulheres com cesariana anterior. Obstet Gynecol 1998; 91: 828-30.

68. **Zeteroglu S, H Guler S, Huseyin Avni S.** Indução do trabalho de parto em grã-multiparas com misoprostol. Eur J Obstet Gynecol Reprod Biol 2006; 126: 2732.

69. **Mathews JE, Mathai M, George A.** Rutura uterina numa mulher multípara durante a indução do parto com misoprostol oral. Int J Obstet Gynecol 2000; 68: 43-44.

70. **Rozenberg P, Chevret S, Goffinet F, Dyrand-Zaleski I, Ville Y, Vayssiere C.** Indução do parto com um bebé viável: um ensaio clínico aleatório que compara o misoprostol intravaginal e a dinoprostona intravaginal. BJOG 2001; 108: 1255-62.

71. **Crane JM, Delaney T, Hutchens D.**. Oral misoprostol for premature rupture of membranes at term. Am J Obstet Gynecol 2003; 189: 720-24.

72. **Bennett BB.** Rutura uterina durante a indução do trabalho de parto a termo com misoprostol intravaginal. Obstet Gynecol 1997; 89: 932-3.

73. **Majoko F, Magwali T, Zwizwai M.** Uterine rupture associated with use of misoprostol for induction of labor. Inter J Gynecol Obstet 2002;76:77-8.

74. **Dallenbach P, Boulvain M, Viardot C, Irion O.** Oral misoprostol or vaginal dinoprostone for labor induction: a randomized controlled trial. Am J Obstet Gynecol 2003.188:162-7

75. **Granstrom L, Ekman G, Ulmsten U**. Preparação do colo do útero e indução do trabalho de parto com aplicação vaginal de 3 mg de PGE2 em supositórios em grávidas de termo com rutura prematura das membranas amnióticas e colo do útero

desfavorável. Ata Obstet Gynecol Scand 1987; 66(5):429-31

76. Ekman-Ordeberg G, Uldbjerg N, Ulmsten U. Comparação entre oxitocina intravenosa e gel de prostaglandina E2 vaginal em mulheres com colo do útero não maduro e rotura prematura das membranas. Obstet Gynecol 1985; 66(3): 307-10.

77. Mahmood TA, Dick MJ, Smith NC, Templeton AA. Role of prostaglandin in the management of prelabor rupture of membranes at term. BJOG 1992; 99(2):112-7.

78. Levy R, Vaisbuch E, Fuman B, Brown D, Volach V, Hagay ZJ. Indução do parto com misoprostol oral para rutura prematura das membranas a termo em mulheres com colo do útero desfavorável: um ensaio aleatório, duplamente cego, controlado por placebo. J Perinat Med 2007; 35(2): 126-9.

79. Megalo A, Ptignat P, Hohfeld P. Influence of misoprostol or prostaglandin E2 for induction of labor on the incidence of pathological CTG tracing: a randomized trial. Eur J Obstet Gynecol Reprod Biol. 2004 10; 116(1): 34-8

80. How HY, Leaseburge L, Khoury JC, Siddiqi TA, Spinnato JA, Sibai BM. A comparison of various routes and dosages of misoprostol for cervical ripening and the induction of labor. Am J Obstet Gynecol 2001; 185:911-5.

81. Weeks A, Alfirevic Z, Faundes A, Hofmeyers G J, Safar P, Wing D. Misoprostol for induction of labor with a live fetus. Int J Gynecol Obstet 2007; 99;

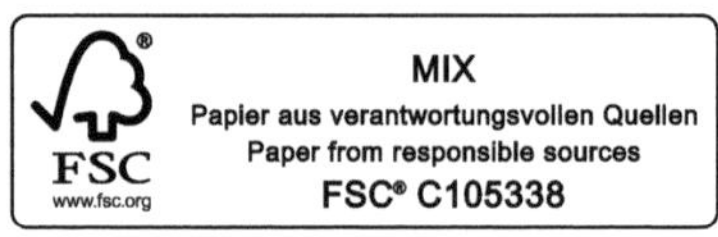

Printed by Books on Demand GmbH, Norderstedt / Germany